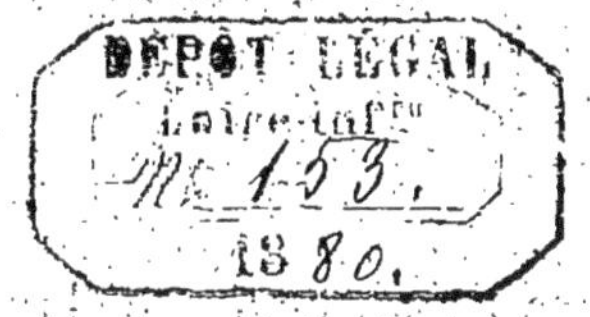

RAPPORT

SUR

L'ISOLEMENT DES MALADES ATTEINTS D'AFFECTIONS CONTAGIEUSES

PRÉSENTÉ

AU CONSEIL DE SANTÉ DES HOSPICES CIVILS DE NANTES

par une commission

COMPOSÉE DE MM. CHARTIER, LAENNEC ET LAPEYRE, *rapporteur*.

A Messieurs les Membres du Conseil de santé des hospices civils de Nantes.

MESSIEURS,

La Commission administrative des hospices vous a demandé votre avis sur les mesures à prendre pour arriver à l'isolement des malades atteints d'affections contagieuses ou transmissibles. Vous avez chargé MM. Chartier, Laënnec et Lapeyre de vous présenter un rapport sur cette question; nous venons aujourd'hui remplir ce devoir.

La nécessité d'isoler les maladies contagieuses est reconnue de tout le monde et, par une contradiction singulière, l'isolement n'est réalisé presque nulle part, du moins en France, d'une manière efficace.

A Nantes comme ailleurs, nous voyons presque chaque

jour les funestes conséquences de la promiscuité des maladies communes et des maladies contagieuses. Que de malheureux entrés à l'hôpital pour une affection bénigne, contractent, dans la salle même, la maladie qui les emporte. Malgré leurs instances réitérées, les médecins n'ont encore pu obtenir de l'Administration française un remède à ce honteux état de choses, et pourtant, la pratique de l'isolement, à peine essayée dans les hôpitaux de Paris, est largement appliquée en Angleterre et a pris place dans la législation et même dans les mœurs publiques (1). Londres possède, depuis 1746, un hôpital spécial pour la variole et, depuis 1802, un hôpital pour les fièvres contagieuses. Des chambres particulières, et même depuis peu, des hôpitaux payants sont destinés à ceux qui, sans appartenir à la classe pauvre, n'ont pas chez eux les moyens de se soigner et de s'isoler convenablement ; dans chaque hôpital se trouvent des salles pour les maladies contagieuses. La loi prescrit encore que toute maison ou appartement à louer, après avoir été occupé par un malade, soit désinfecté conformément à l'avis d'un médecin, qui doit en donner un certificat. Elle condamne à la prison et à l'amende celui qui, interrogé sur la question de savoir s'il a logé chez lui, dans les six dernières semaines, une personne atteinte de maladie infectieuse, fera une réponse contraire à la vérité. Elle défend, sous des peines sévères, la transmission de tout objet contaminé avant de lui avoir fait subir la désinfection réglementaire. Elle interdit aux personnes infectées la circulation dans les voitures publiques, en chemin de fer, etc. Un cocher est passible

(1) H. Guéneau de Mussy. *Sur l'emploi de l'isolement dans les maladies contagieuses*, mémoire lu à l'Académie de médecine, le 1er mai 1877. — *Compte-rendu dans l'Union médicale*, 3 mai 1877.

d'amende s'il néglige de faire convenablement désinfecter sa voiture après qu'elle a servi au transport d'un malade.

Il en est de même en Hollande et dans quelques grandes cités de l'Amérique du Nord; ainsi, l'intervention journalière de la loi dans la santé publique est acceptée aujourd'hui par les nations les plus respectueuses de la liberté individuelle.

Par contre, que voyons-nous en France? L'indifférence la plus complète de l'autorité à l'égard de la police sanitaire, une incurie regrettable de la part des Administrations.

A peine Paris et plusieurs grandes villes ont, depuis peu, des salles d'isolement pour quelques maladies contagieuses et encore l'isolement est-il souvent plus virtuel qu'efficace. Partout ailleurs, les malades atteints d'affections contagieuses sont soignés au milieu des autres malades. Cette pratique n'est ni de notre temps ni de notre pays. De même qu'il nous semble aujourd'hui invraisemblable que l'on ait pu, au siècle dernier, voir plusieurs malades couchés dans un même lit d'hôpital, de même, il semblera difficile à croire qu'on ait, à notre époque, malgré les protestations des médecins et les statistiques les plus lamentables, continué à déposer dans les salles communes, non-seulement dans les hôpitaux d'adultes, mais encore dans les hôpitaux d'enfants, des sujets atteints de variole, de scarlatine, de rougeole, de diphthérie, vouant ainsi à la mort un grand nombre de sujets venus à l'hôpital pour des affections souvent bénignes (1).

Aussi nous ne saurions trop féliciter nos administrateurs de vouloir prendre enfin des mesures que réclament

(1) Er. Besnier. *Bulletins et mémoires de la Société médicale des hôpitaux*, passim.

impérieusement l'hygiène et la morale publiques; nous ne saurions trop les supplier de persister dans la voie où ils veulent courageusement s'engager, et de ne pas se laisser arrêter par les difficultés matérielles qu'ils rencontreront tout d'abord. Lors même que les résultats obtenus seraient incomplets, l'Administration des hospices n'en aurait pas moins rendu un service immense à ses malades et à la population nantaise tout entière (1).

Il ne faut pas se le dissimuler, la question des maladies contagieuses et transmissibles soulève d'énormes difficultés pratiques.

Beaucoup de maladies sont contagieuses; mais elles ne le sont pas toutes au même degré, ni de la même manière; il y a donc des distinctions à faire au point de vue des mesures prophylactiques que l'on est appelé à conseiller.

Variole. — La variole est une des maladies contagieuses les plus redoutables et les plus redoutées; c'est, en même temps, celle contre laquelle nous sommes le mieux armés par la vaccine et par les mesures d'isolement. Jamais elle ne naît spontanément, elle est toujours transmise par contagion; il en résulte que, sans prétendre à l'extinction complète de cette maladie (ce qui ne serait pas, d'ailleurs, impossible), on peut affirmer qu'elle sera aujourd'hui localisée et maintenue dans des foyers restreints partout où seront appliquées les mesures d'hygiène et de prophylaxie nécessaires. Ces mesures, parfaitement indiquées dans un rapport de M. le Dr Vidal, adopté par la Société de Médecine publique et d'hygiène professionnelle, sont les suivantes (2) :

(1) J. Rendu. *De l'isolement des varioleux à l'étranger et en France (Gazette hebdomadaire)*, 1878.

(2) Vidal. *Bulletin de la Société de Médecine publique*, 1877.

1° Déclaration obligatoire de tout cas de variole confirmée ;

2° Isolement rigoureux des varioleux, obligatoire au moins dans les hôpitaux et les établissements publics ;

3° Interdiction aux voitures publiques de transporter les varioleux et organisation par l'Administration de l'assistance publique d'un système de voitures spéciales ;

4° Désinfection obligatoire des appartements, de la literie, des tentures, rideaux, linges, vêtements et de tous les objets qui auraient pu être imprégnés du miasme variolique ;

5° Vaccination obligatoire des enfants dans les six premiers mois de leur existence (1) ;

6° Revaccination obligatoire tous les 10 ans (10, 20, 30, 40 ans) dans tous les établissements scolaires, dans le service des armées de terre et de mer, dans les administrations publiques ou privées, partout enfin où l'obligation pourra être imposée ;

7° Constatation de l'inoculation vaccinale et de ses résultats positifs ou négatifs, par un certificat légalisé du Médecin vaccinateur.

Je ne retiens, dans le cas présent, de ces mesures sanitaires que celles qui incombent à l'Administration des hospices.

2° *Isolement rigoureux des varioleux dans les hôpitaux.* — L'isolement tel qu'il est pratiqué dans les hôpitaux de Paris, quoique insuffisant, a produit cependant de bons résultats (2). Aujourd'hui, le nombre des cas intérieurs, développés dix jours au moins après l'entrée, est en diminution de près de 20 % par rapport à la statistique d'il y a moins de 10 ans, alors que les varioleux étaient pêle-

(1) Projet de loi de M. le Dr Henry Liouville, député, 1880.

(2) Voy. Er. Besnier, *loco citato*.

mêle avec les autres malades, dans les salles communes. Assurément, il y a progrès, mais les précautions ne sont pas encore suffisamment prises. Il faut aux salles de varioleux leur personnel spécial, leur cuisine, leur literie, leur linge, leur buanderie, leur entrée particulière, etc. Le règlement doit interdire, ou, tout au moins, réduire au minimum possible les sorties des employés, les visites faites aux malades par leurs parents, etc.

Indépendamment de l'hôpital spécial des varioleux, ou de la salle d'isolement, il doit y avoir des chambres d'observation, également isolées, pour y recevoir les malades dont le diagnostic est douteux, jusqu'à ce qu'il soit possible de statuer en toute connaissance de cause.

Ces services d'observation, très bien organisés dans un grand nombre d'hôpitaux étrangers, manquent presque partout en France ;

3° *Transport des varioleux par des voitures spéciales.* — Les voitures publiques ayant servi au transport des varioleux étant souvent un agent de transmission de la maladie, l'hôpital devrait avoir une voiture spéciale pour aller chercher les varioleux ;

4° *Désinfection.* — Les objets ayant servi aux varioleux devraient être désinfectés. Dans tous les hôpitaux étrangers, on trouve une étuve sèche, chauffée de 105 à 110°, pour désinfecter les vêtements des malades, la literie, le linge, etc. Sous l'impulsion du corps médical, Paris, Bordeaux, Marseille, Lyon, prennent des mesures multipliées de prophylaxie; nous espérons que Nantes suivra leur exemple (1).

Scarlatine. — Pas plus que la variole, la scarlatine

(1) Fauvel et Vallin. *Congrès international d'hygiène de Paris*, 1878.

ne naît spontanément; toujours elle est engendrée par contagion. Un très court séjour auprès de sujets contaminés suffit pour l'infection. Des personnes saines, des objets inanimés peuvent servir d'intermédiaire. La réceptivité, toutefois, est moins grande que pour la variole et la rougeole ; beaucoup de personnes ne contractent jamais la scarlatine, tandis que bien peu sont à l'abri de la rougeole et que bien peu aussi échapperaient à la variole sans la vaccine. Il est cependant nécessaire, en raison de la gravité de la maladie et de la prédisposition plus grande des enfants à la contracter, de prendre des mesures sévères de prophylaxie.

L'isolement des scarlatineux, la désinfection des objets à leur usage, doivent être rigoureusement prescrits.

Rougeole. — Pas plus que la variole et la scarlatine, la rougeole ne naît spontanément : elle est éminemment contagieuse et, si les adultes y paraissent beaucoup moins prédisposés que les enfants, c'est qu'ils ont ordinairement acquis l'immunité par une atteinte antérieure. La bénignité habituelle de cette maladie, dans les conditions ordinaires, semblerait rendre puériles des précautions sévères dirigées contre elle; mais, dans les hôpitaux d'enfants, sous l'influence de l'encombrement ou de l'affaiblissement résultant, pour les sujets, d'une maladie antérieure, elle devient infiniment plus grave et elle amène une mortalité considérable.

C'est donc un devoir, pour les administrations hospitalières, d'isoler les enfants atteints de rougeole, au même titre que les varioleux et les scarlatineux.

Diphthérie. — La diphthérie n'a pas, heureusement, une contagiosité égale à celle des maladies précédentes, sans quoi les hôpitaux d'enfants seraient bientôt vides.

**

Mais elle est cependant évidemment contagieuse et, comme elle est presque toujours mortelle, c'est une des maladies infectieuses contre lesquelles un isolement rigoureux est le plus formellement indiqué et, non-seulement pour les cas graves (croup, angine couenneuse), mais encore pour les formes légères (diphthéroïdes, Gubler), puisqu'elles sont capables d'engendrer les formes les plus pernicieuses (1). Ajoutons encore qu'une première atteinte du mal ne confère aucune immunité, contrairement à ce que nous voyons pour la variole, la scarlatine et la rougeole.

Les maladies que nous venons d'énumérer font partie de notre pathologie commune; elles existent d'une manière permanente ; contre elles nous devons être constamment armés et des mesures préventives permanentes doivent être opposées à leur transmission. Des salles ou, tout au moins, des chambres d'isolement doivent toujours être prêtes à recevoir les malades atteints de l'une ou de l'autre de ces affections.

Des mesures semblables doivent être prises, le cas échéant, contre les maladies exotiques qui sévissent quelquefois dans nos climats, comme le choléra, la fièvre jaune, le typhus exanthématique.

L'énorme contagiosité du choléra, la gravité de ses atteintes, rendent l'isolement absolu des cholériques indispensable; les bâtiments, les latrines, les linges, la buanderie, le personnel, tout ce qui est à l'usage des cholériques, doit leur être exclusivement réservé. Ici, la désinfection a une importance extrême: les vases destinés à recevoir les déjections des malades doivent contenir à l'avance un liquide désinfectant ; les fosses d'aisance doi-

(1) Proust. *Traité d'hygiène publique et privée*, 1877.

(2) Jaccoud. *Pathologie interne et clinique de la Charité*, 1866.

vent être traitées de même et sous aucun prétexte les gens bien portants ne doivent s'en servir ; enfin, le parquet, les objets de literie, les linges, seront désinfectés.

Les mêmes considérations s'appliquent à la fièvre jaune, que nous avons eue jadis à nos portes, il y a moins de vingt ans, et dont l'importation est rendue facile par les relations de plus en plus fréquentes de notre port avec le Mexique et les Antilles.

Le typhus exanthématique, s'il venait à se manifester chez nous, exigerait aussi les mesures les plus rigoureuses d'isolement.

La dysenterie sporadique est fréquente dans nos salles; nous y voyons aussi quelquefois des malades atteints de dysenterie épidémique contractée dans les pays chauds, particulièrement en Cochinchine.

Cette maladie est certainement contagieuse, surtout par l'intermédiaire des déjections, mais à un faible degré, ainsi que le prouvent l'absence de propagation dans nos salles, la délimitation des foyers, et ce fait d'observation vulgaire que la dysenterie des armées se communique rarement à la population civile. Il n'y aurait donc à recourir à des mesures d'isolement que dans des cas exceptionnels, si, comme on l'observe quelquefois chez les militaires, une épidémie sérieuse se manifestait.

Dans les climats tempérés, la fièvre typhoïde (typhus abdominal) est la forme la plus fréquente des maladies typhiques ; nous en avons constamment quelques cas dans les salles, et de temps en temps elle sévit sous forme d'épidémies meurtrières, particulièrement chez les soldats de la garnison, en raison des détestables conditions de leur casernement. Mais si tout le monde admet aujourd'hui la contagiosité de la fièvre typhoïde, il n'en est pas moins vrai que la contagion n'a pas lieu directement (1), de l'individu malade à l'individu sain, comme cela a lieu, au contraire, très nettement pour le typhus et les fièvres éruptives. La rareté des cas intérieurs dans les hôpitaux le prouve surabondamment. Les germes de la maladie résident surtout dans les selles des malades, comme cela s'observe également pour le choléra. La puissance infectieuse des selles est moins considérable au moment où elles sont émises que plus tard, quand elles ont séjourné quelque temps, soit sur les linges du malade, soit dans les fosses d'aisance, il se produit là un travail de fermentation et de putréfaction qui engendre et multiplie l'agent infectieux. Enfin, on trouve un autre mode de production de la fièvre typhoïde, c'est la spontanéité. Le poison typhique peut être engendré de toutes pièces, en un mot, se développer spontanément, sous l'influence de l'encombrement, de la misère, du surmenage, de la malpropreté, ou par suite de l'absorption de substances putrides, surtout de provenance animale.

Par conséquent, il serait presque puéril de vouloir prendre des mesures contre l'importation de la fièvre typhoïde. Mais un cas isolé étant donné, il existe des moyens efficaces pour prévenir la formation de foyers et la dissémination du mal. L'isolement du malade est inutile, car nous avons vu que la fièvre typhoïde n'est guère transmissible directement; qu'elle l'est surtout par l'intermédiaire des selles. Il faut donc surveiller les déjections, empêcher l'infection des fosses d'aisance. Le moyen le plus efficace consiste dans la désinfection immédiate des

(1) Jaccoud. *Pathologie interne.*
Proust. *Traité d'hygiène.*
Vallin. *Contagion de la fièvre typhoïde (Gazette hebdomadaire)*, 1877.

déjections dans le bassin qui les reçoit et dans une désinfection semblable des latrines. Les linges souillés doivent être renouvelés fréquemment et pareillement désinfectés. Bref, toutes les précautions employées contre le choléra doivent être opposées à la propagation épidémique de la fièvre typhoïde.

En résumé, nous ne croyons pas nécessaire d'isoler règlementairement les malades atteints de fièvre typhoïde, sauf dans le cas où la maladie, régnant épidémiquement, atteindrait à la fois un nombre exceptionnel d'individus; dans ce dernier cas, il y aurait avantage à consacrer une salle spéciale aux malades atteints de fièvre typhoïde.

Il est encore d'autres maladies qui exigent des mesures rigoureuses d'isolement : certaines affections chirurgicales et puerpérales sont dans ce cas ; les malades atteints d'infection purulente, de pourriture d'hôpital, d'érysipèle, de septicémie puerpérale, sont une cause permanente de dangers pour les autres malades ; de plus, l'infection augmente par la réunion de plusieurs blessés atteints de la même complication; l'isolement collectif ne suffit donc pas; bien plus il est nuisible; l'isolement individuel est indispensable (1).

Les maladies puerpérales et chirurgicales se distinguent ainsi complètement des maladies internes, et les mêmes considérations ne leur sont nullement applicables ; nous laisserons donc ce point de vue de côté.

La nécessité de l'isolement étant admise pour les maladies que nous avons précédemment énumérées, quelles conditions faut-il remplir pour que l'isolement soit réel et efficace ?

(1) Fauvel et Vallin. *Rapport au Congrès international d'Hygiène de Paris*, 1878.

Théoriquement, rien n'est plus facile : affecter à chaque maladie transmissible un bâtiment spécial éloigné de toute habitation et renfermant tous les services nécessaires, cuisine, lingerie, buanderie, pharmacie, etc.; avoir aussi un personnel distinct; empêcher rigoureusement toute communication avec le dehors; voilà l'idéal de l'isolement : lazaret et quarantaine, on ne peut sortir de là.

Dans la pratique, de pareilles mesures sont inapplicables; elles ne sont ni dans nos lois, ni dans nos mœurs; on ne peut songer à séquestrer absolument les malades et le personnel qui les soigne; les mesures qu'on peut prendre sont donc forcément réduites à des moyens palliatifs qui ne réalisent qu'incomplètement les conditions d'un isolement rigoureux, et, cependant, ces mesures, si insuffisantes qu'on les suppose, seront encore un grand progrès sur l'état de choses actuel.

Il est impossible de consacrer un bâtiment spécial, ni même une salle entière à chacune des maladies contagieuses que nous avons énumérées; cela n'est pas, d'ailleurs, nécessaire, la plupart de ces maladies n'atteignant ordinairement qu'un petit nombre d'individus à la fois, et régnant rarement ensemble à l'état épidémique; il faut citer, cependant, comme sujettes à prendre une plus grande extension, les épidémies de variole et de choléra dans les hôpitaux d'adultes, les épidémies de rougeole et de variole dans les hôpitaux d'enfants.

Il nous reste donc à envisager les faits tels qu'ils se présentent le plus ordinairement dans le cercle de nos observations, et à indiquer les conséquences qui en découlent, en nous arrêtant aux mesures les plus efficaces et en même temps les plus pratiques.

Il y a souvent, dans les salles, des cas isolés de rougeole, de scarlatine, de diphthérie, d'érysipèle; il y a plus rarement des cas de varioloïde ; plus rarement encore des cas de variole. De loin en loin, nous voyons quelques-unes de ces affections, rougeole, scarlatine, variole, régner épidémiquement et atteindre un grand nombre d'individus à la fois.

Nous nous trouvons alors en face de conditions toutes différentes.

Quand nous avons un scarlatineux ou un diphthéritique, ou les deux à la fois, il nous faut, pour les isoler, des chambres séparées, parfaitement indépendantes, c'est d'isolement individuel qu'il s'agit alors. Si nous avons, au contraire, une épidémie de rougeole ou de variole, ou de choléra, il nous faut de véritables salles, qui, pour répondre à toutes les nécessités, doivent contenir ensemble au moins 30 à 40 lits ; c'est d'isolement collectif qu'il s'agit maintenant.

A ces besoins différents doivent répondre des mesures différentes ; il faut des bâtiments pour l'isolement individuel, en temps ordinaire ; il en faut également pour l'isolement collectif, en temps d'épidémie.

Quelle étendue et quelle importance doit-on donner à ces bâtiments ? Quel mode de construction et de distribution doit-on adopter de préférence ?

A. — Isolement individuel.

Pour répondre aux exigences de l'isolement individuel, lorsqu'il existe des cas sporadiques de diphthérie, de rougeole, de scarlatine ou même de variole, il semble que 12 ou 16 lits pour les hommes et autant pour les femmes seraient nécessaires.

L'isolement le plus efficace serait réalisé au moyen d'un

pavillon construit sur le plan adopté par Tarnier pour la Maternité, et qui a réuni tous les suffrages (1).

Le pavillon imaginé par Tarnier est en briques ; il comprend un rez-de-chaussée et un premier étage divisés chacun en cinq compartiments, l'un central et les quatre autres dispersés aux quatre coins du pavillon.

Le compartiment central est divisé en vestibule, chambre de surveillance et office ; on y trouve, en outre, cabinet d'aisances, cabinet de bains, fourneau, etc., indépendamment de l'entrée de l'escalier communiquant au premier étage.

Les quatre chambres d'accouchement sont indépendantes l'une de l'autre ; elles ne communiquent ni avec le vestibule, ni avec l'office, ni avec la chambre de surveillance ; chacune d'elles a sur le dehors une porte et une fenêtre descendant jusqu'au niveau du sol.

Le premier étage offre la même disposition que le rez-de-chaussée, mais les portes des chambres donnent sur un large balcon qui sert de voie de communication.

Les quatre chambres ont leur sol recouvert d'asphalte, au rez-de-chaussée ; de dalles en pierre et d'ardoises coupées en larges plaques, au premier étage.

Les murs, les cloisons et les plafonds sont recouverts de stuc et peints à l'huile, de manière à pouvoir être nettoyés et lavés à grande eau avec la plus grande facilité.

Tous les angles formés à la réunion des murs, des cloisons et du plafond sont à courbes arrondies.

Dans chaque chambre se trouvent une cheminée et une glace sans tain enchâssée dans le mur qui répond à l'office. Cette glace permet de voir de l'office dans la chambre et

(1) Tarnier. *Les Maternités. Bulletins et Mémoires de la Société médicale des Hôpitaux*, 1870.

vice versà. De cette façon, la surveillance est sauvegardée sans nuire au principe de l'isolement.

Le mobilier est exclusivement en fer.

A la sortie de chaque accouchée, il est procédé à une désinfection minutieuse de toutes les pièces de l'ameublement.

Tel est, dans ses lignes générales, le plan du pavillon d'isolement imaginé par Tarnier. Ce pavillon contient seulement 8 chambres à un lit ; en l'élevant d'un étage, on obtiendrait 12 chambres ; en le réunissant à un autre pavillon semblable, au moyen d'un pont couvert, sans parois latérales, reliant les étages supérieurs, on obtiendrait 16 chambres isolées, à un lit.

Il faudrait des constructions semblables pour les femmes aussi bien que pour les hommes. Tous les cas de maladie transmissible qui se présenteraient seraient soignés au pavillon d'isolement, lequel serait suffisant dans les temps ordinaires. Les malades soupçonnés d'être atteints d'une affection contagieuse y seraient également transportés pour être tenus en observation.

Ce système réalise merveilleusement les conditions de l'isolement individuel, puisque chaque chambre est absolument indépendante, ouverte sur le dehors et sans aucune communication avec les autres chambres du pavillon, ni même avec le compartiment central contenant le vestibule et l'office. Aucun autre système ne peut lui être comparé lorsqu'il s'agit d'isoler un diphthéritique, par exemple, ou bien encore plusieurs malades atteints de maladies transmissibles différentes.

On pourrait même, au besoin, réaliser l'isolement collectif pour un petit nombre d'individus, en établissant momentanément une communication entre les chambres et le compartiment central, dans un étage du pavillon, pour faciliter le service, si l'on avait en même temps plusieurs malades atteints d'une maladie transmissible.

Mais cela ne pourrait se faire qu'exceptionnellement, et tel n'est pas d'ailleurs le but du pavillon que nous venons de décrire ; pour l'isolement collectif d'autres mesures sont indispensables.

B. — Isolement collectif.

Lorsqu'une épidémie éclate, les mesures qui suffiraient en temps ordinaire deviennent promptement impuissantes; le fléau grandit avant qu'on ait pu le combattre, et les mesures qu'on prend sous la pression des événements arrivent toujours trop tard. Il faut donc être prêt longtemps à l'avance ; il faut avoir sous la main un local pour isoler les premiers malades atteints par l'épidémie, aussitôt qu'elle se manifeste.

Pour répondre à tous les besoins, il semble que 30 à 40 lits pour les hommes et autant pour les femmes seraient nécessaires.

On peut les obtenir au moyen de trois systèmes de construction bien différents :

1° Système à pavillons composés d'un rez-de-chaussée et d'un étage ;

2° Système à pavillons indépendants, sans étage, à une seule salle (Tollet) ;

3° Baraquements.

1° *Système à pavillons composés d'un rez-de-chaussée et d'un étage :*

Deux pavillons seraient nécessaires, un pour les hommes et un autre pour les femmes.

Chaque pavillon devrait avoir un rez-de-chaussée et un étage, ces deux parties entièrement distinctes l'une de l'autre, et comprenant tous les services nécessaires, cabinets d'aisances, cabinets de bains, office, chambre de surveillance, etc., de manière à pouvoir être employées au besoin à deux catégories distinctes de malades.

Chaque étage devrait avoir une salle de 15 à 20 lits, avec des cabinets pour les pensionnaires ; cette disposition permettrait de séparer au besoin les civils des militaires.

Les enfants seraient forcément reçus dans le même pavillon que les adultes, le principe de l'isolement dominant ici toutes les autres considérations.

Cependant on pourrait ménager dans le pavillon des femmes un certain nombre de lits pour les jeunes enfants.

Ces pavillons répondraient vraisemblablement à tous les besoins, en cas d'épidémie grave de variole ou de choléra, et même si une épidémie de variole de moindre intensité sévissait en même temps qu'une épidémie de rougeole ou de scarlatine, celles-ci atteignant toujours, dans les hôpitaux d'adultes, un moins grand nombre d'individus à la fois.

2° *Système à pavillons indépendants, sans étage, à une seule salle* (*Tollet*) (1) :

Ce système, préconisé depuis plusieurs années par M. l'ingénieur Tollet, a été réalisé d'une manière complète à l'hôpital militaire de Bourges.

Cet hôpital contient douze pavillons de malades, six de chaque côté ; ils ont 7^{m},50 de largeur intérieure et sont séparés les uns des autres par de petits jardins de 15 mètres de large.

(1) Hillairet. *Le nouveau système de constructions de M. l'ingénieur Tollet, etc.* (*Gazette hebdomadaire*), 1875.

Ch. Sarazin. *Le nouvel hôpital militaire de Bourges* (*Revue d'Hygiène et de police sanitaire*), 15 avril 1879.

L'intérieur des pavillons est divisé en trois segments : le premier comprend une chambre d'isolement et une chambre destinée à l'infirmier major.

Le segment moyen forme la salle des malades ; longue de 28^{m},40 et pourvue de 16 fenêtres : elle est destinée à 28 lits, disposés deux par deux dans les trumeaux des fenêtres.

Le troisième segment comprend, à droite, une chambre plafonnée de 4^{m},50 de long sur 3 mètres de large ; c'est le réfectoire des malades qui pourront quitter leur lit ; à gauche, une salle de bains.

Les latrines sont en dehors et à 4 mètres des pavillons, à 7^{m},50 des salles de malades, dont elles sont séparées par trois portes.

Les murs sont revêtus de stuc à la hauteur de 3 mètres. La voûte est peinte en vert clair et silicatée. Le parquet est en chêne sur bitume, par conséquent absolument imperméable.

On pourra donc laver à grand eau, avec une pompe à incendie, tout l'intérieur des pavillons.

L'hôpital de Bourges est considéré aujourd'hui comme supérieur à tous les autres établissements hospitaliers au point de vue hygiénique.

En ce qui nous concerne, deux pavillons construits sur le modèle que nous venons de décrire, un pour les hommes et l'autre pour les femmes, rempliraient parfaitement le but que nous poursuivons. Ils auraient cependant l'inconvénient de fournir un plus petit nombre de lits (28 à 30), que le pavillon à un étage, et ils ne pourraient servir à la fois que pour une catégorie de malades, soit varioleux, soit scarlatineux, mais non pour les deux en même temps.

Par contre, ils auraient l'avantage d'être beaucoup

moins coûteux et en même temps plus salubres, en raison des matériaux à la fois solides et légers, imperméables et incombustibles, comme le fer et la brique creuse, qui entrent dans leur construction ; en raison surtout de la facilité avec laquelle on peut les laver et les désinfecter.

3° *Baraquements :*

Au lieu de constructions permanentes, on pourrait encore avoir recours à des baraques en bois, construites sur le modèle qui sert aux ambulances en campagne et qu'on peut improviser en quelques jours.

A la fin de l'épidémie, ces abris sont détruits par le feu, à moins qu'on ne préfère les désinfecter et les mettre en réserve pour une épidémie nouvelle.

M. Léon Colin, grand partisan de ces baraquements pour l'isolement des varioleux, propose même de les aménager plus complètement et de les faire servir d'une façon plus durable, comme hôpitaux de varioleux ; c'est ainsi qu'à l'emplacement actuel du *Hampstead small pox hospitale de Londres*, a existé pendant plusieurs années et depuis 1871, un hôpital temporaire de varioleux, formé d'une série de baraques en bois doublées de fer blanc, et qui a rendu les plus grands services dans les dernières épidémies et dans leur intervalle (1).

Après un temps d'exercice plus ou moins long, on appliquerait à ces asiles spéciaux la méthode radicale adoptée par les Américains pour leurs plus beaux hôpitaux de bois, qui sont brûlés tous les cinq ans.

Mais plutôt que de construire à l'avance ces baraques,

(1) Léon Colin. *La variole au point de vue épidémiologique et prophylactique.* Paris, 1873.

Le même. *Traité des maladies épidémiques,* 1879.

Fauvel et Vallin. *Loco citato.*

qui ne sont destinées à servir que de loin en loin, il vaudrait mieux avoir des surfaces dallées, bituminées même, munies à l'avance de trous pour recevoir la charpente des constructions à venir qui, malgré la perfection de leur modèle, peuvent être aussi rapidement édifiées que les baraques des foires.

Cette pratique offre de grands avantages au point de vue de la salubrité et de l'économie ; elle peut rendre d'immenses services quand surgissent ces grandes explosions épidémiques, dont les années 1870 et 1871 ont fourni de si tristes exemples.

Dans les conditions ordinaires, les baraques en bois présentent certains inconvénients : elles protègent mal contre le froid ; on n'arrive pas toujours, durant l'hiver, en nos climats, à en élever suffisamment la température intérieure ; cette considération est de peu d'importance pour les varioleux, qui supportent en général assez bien le froid ; mais il n'en est pas de même pour les individus atteints de rougeole, de scarlatine ou de choléra ; ceux-ci, au contraire, se trouvent fort mal des variations de température et ont besoin d'abris plus chauds que des baraques ou des tentes.

Il en résulte que des baraques en bois, excellentes pour la variole, répondraient incomplètement au but que nous poursuivons, puisque la possibilité d'isoler les malades atteints de rougeole, de scarlatine ou de choléra, continuerait à nous faire défaut.

Nous n'avons donc le choix qu'entre deux systèmes : le système à pavillons composés d'un rez-de-chaussée et d'un étage ;

Le système Tollet à pavillons composés d'une seule salle, sans étage.

Le premier système est plus élégant, plus monumental,

plus en rapport avec l'architecture générale de l'Hôtel-Dieu ; il permet de disposer d'un plus grand nombre de lits en employant une moindre surface ; un seul pavillon peut recevoir deux catégories différentes de malades, puisque les uns peuvent être isolés au rez-de-chaussée, les autres au premier étage.

Le système Tollet est à la fois moins coûteux et plus salubre ; il est plus conforme aux lois de l'hygiène hospitalière moderne ; quant à l'inconvénient qu'il présente d'exiger des surfaces plus étendues, cette raison ne pourrait être invoquée tout au moins à l'Hospice général, où la place ne manque pas.

Disons, enfin, que l'art n'a rien à voir ici et, qu'en ce qui concerne la construction des établissements hospitaliers, l'architecture monumentale nous paraît avoir fait son temps.

Nous préfèrerions donc, pour l'isolement collectif en temps d'épidémie, deux pavillons construits suivant le plan préconisé par M. l'ingénieur Tollet : un pour les hommes et l'autre pour les femmes. Si, au moment d'une épidémie de variole, ces deux pavillons venaient à se trouver insuffisants, on pourrait alors construire des baraques en bois, pour recevoir momentanément le trop plein.

Dans le cours de ce travail, nous avons eu principalement en vue l'Hôtel-Dieu ; les mêmes considérations s'appliquent à l'Hospice général, où l'isolement individuel et l'isolement collectif pourront être réalisés d'après les mêmes principes, et avec plus de facilité dans l'application.

Conclusions.

1º L'isolement des maladies contagieuses et transmissibles est une nécessité impérieuse devant laquelle il n'est plus permis de reculer ; nous ne saurions donc trop encourager l'administration des hôpitaux de Nantes à entrer enfin dans cette voie ;

2° Les maladies qu'il est le plus urgent d'isoler sont : les fièvres éruptives : variole, scarlatine et rougeole ; la diphthérie ;

Certaines épidémies accidentelles : choléra, fièvre jaune, dysenterie grave.

Nous ne parlons pas, à dessein, des affections chirurgicales et puerpérales qui se prêtent à des considérations toutes particulières.

3° Il faut des locaux distincts pour l'isolement individuel et pour l'isolement collectif ;

4° Le meilleur mode d'isolement individuel est la construction de pavillons analogues à ceux qui ont été imaginés par Tarnier pour la Maternité ; deux pavillons pour les hommes et autant pour les femmes suffiraient à l'Hôtel-Dieu ; la même mesure devrait être prise à l'Hospice général. Les chambres de ces pavillons serviraient également de chambres d'observation ;

5° L'isolement collectif pourrait être réalisé soit au moyen de deux pavillons composés d'un rez-de-chaussée et d'un étage, un pour les hommes et un autre pour les femmes, soit au moyen de deux pavillons système Tollet. Nous donnerions la préférence à ce dernier système. Dans le cas d'une épidémie de variole dont l'intensité dépasserait toutes les prévisions, des baraques en bois pourraient rendre de grands services ;

6° Le transport à l'hôpital des malades atteints d'affections transmissibles devrait se faire dans des voitures spéciales ;

7° Les soins les plus minutieux devraient être pris pour la désinfection du matériel, de la literie, des effets d'habillement, etc. Le mode le plus expéditif et le plus sûr, c'est l'exposition à une température de + 105 ou 110° c. Les étuves à désinfection par la chaleur sèche ont pris une très grande extension dans les pays voisins de la France.

Il paraîtrait sans doute impraticable de soumettre à une véritable désinfection les personnes qui ont été momentanément en contact avec les malades isolés, comme cela se pratique à Venise et en Allemagne, en temps d'épidémies. Tout au moins, les médecins doivent avoir, pendant la visite, des vêtements spéciaux qui ne devraient pas quitter le service. Une semblable mesure est nécessaire pour les infirmiers attachés particulièrement au service des varioleux ;

8° Les visites faites par les parents ou les amis aux malades en traitement doivent être restreintes le plus possible.

Les membres de la Commission,

Dr CHARTIER, Dr LAËNNEC.

Dr LAPEYRE, *rapporteur.*

Consulter, indépendamment des auteurs et des ouvrages déjà cités :

Bulletins et Mémoires de la Société médicale des Hôpitaux : Communications de Archambault, E. Besnier, Bergeron, Bourdon, Brouardel, Bucquoy, Chauffard, Colin, Gintrac, Girard, Guérard, Gubler, Fauvel, Hérard, Hervieux, Isambert, C. Paul, Siredey, Tarnier, Vallin, Vidal, etc.

Bulletin de la Société de Médecine publique et d'Hygiène professionnelle : Communications de Laborde, Vallin, Vidal, etc.

Revue d'Hygiène et de Police sanitaire : Ch. Sarazin, Emile Trélat, Vallin, Vidal, etc.

Annales d'Hygiène et de Médecine légale.

Journaux de médecine : *Union médicale, Gazette hebdomadaire,* etc.

Le présent rapport, adopté par le Conseil de santé des Hospices, a été soumis aux délibérations de la Commission administrative, qui, dans sa séance du 23 avril 1880, tenue sous la présidence de M. Lechat, maire de Nantes, a reconnu la nécessité des mesures proposées et a décidé de faire tous ses efforts pour les mettre à exécution. Il a paru tout d'abord urgent d'élever des bâtiments pour l'isolement collectif à l'Hospice général, et des bâtiments pour l'isolement individuel à l'Hôtel-Dieu.

Cependant, les bonnes intentions de l'Administration ont été entravées, en ce qui concerne l'Hospice général, par l'incertitude où l'on se trouve si les aliénés seront maintenus dans cet établissement, ou s'ils seront transférés à la campagne, dans un asile spécial; dans ce dernier cas, de vastes bâtiments resteraient inoccupés et fourniraient des locaux disponibles pour l'isolement des maladies contagieuses.

L'Administration a donc décidé de ne construire, pour le moment, à l'Hospice général, que des baraques en bois disposées de manière à pouvoir être rapidement montées au moyen de boulons, au moment d'une épidémie; après qu'elles auront servi, ces baraques seront démontées, les planches désinfectées, et le tout mis en réserve pour une nouvelle occasion.

Les dépenses nécessitées par ces constructions seront

couvertes au moyen d'une première subvention extraordinaire de 50,000 fr. votée par le Conseil municipal.

Les bâtiments destinés à l'isolement collectif des malades atteints d'affections contagieuses seront élevés dans les jardins de l'Hospice général, suivant les plans dressés par M. Nau, architecte des hospices ; ils se composeront de deux pavillons-baraques, l'un pour les hommes et l'autre pour les femmes.

Voici, d'après M. Nau, à l'obligeance de qui je dois ces détails, quelle sera leur disposition :

« Chaque pavillon, construit en bois, aurait 50 mètres » de longueur sur 7m,50 de largeur et 5 mètres de hauteur ; » serait divisé en deux parties, l'une affectée aux malades » civils, l'autre aux aliénés.

» Chaque salle, de 20 mètres de longueur, contiendrait » 20 lits, ce qui donnerait une surface de 7m,50 par malade, » et un cube d'air de 37m,50. Au milieu, un vestibule » avec dégagement, une chambre pour une sœur, une » lingerie, chambres pour infirmiers et gardiens et salle » de bains.

» Le bâtiment sera construit sur un sol bien sec et » muni de fossés pour l'écoulement de l'eau des toits ; le » plancher, établi sans embrèvement, sera élevé de 1m,30 » au-dessus du sol, pour permettre à un homme de passer » dessous pour le nettoyer.

» Dix-sept fermes, espacées de 3 mètres, composent la » coque de ce baraquement avec un revêtement en » planches avec couvre-joints s'arrêtant au niveau du » plancher et muni de deux croisées dans l'espace entre » les fermes, croisées dont l'appui sera de 1 mètre au- » dessus du plancher.

» La couverture en tuiles, à crochets, reposerait sur » un plancher formant plafond à l'intérieur, suivant la

» pente du toit qui aboutirait, dans sa partie la plus » haute, à une lanterne occupant toute la longueur de la » salle, servant à la ventilation et, en même temps, à » l'éclairage au moyen de châssis.

» L'air vicié et chaud, s'élevant vers le plafond, glis- » sera le long du rempart pour s'échapper par les nom- » breuses ouvertures de la lanterne.

» Comme il vient d'être dit, la ventilation se fera, l'été, » au moyen de lanternes, et l'hiver, ces lanternes seront » fermées à cause du froid; on activera la ventilation au » moyen de cheminées en bois, dans lesquelles passeront » les tuyaux de fumée des poêles. On placera quatre » poêles par pavillon, munis d'écrans en tôle ou en zinc. » Une conduite sera pratiquée sous le poêle pour amener » l'air frais dans l'intérieur de la salle. Le poêle sera » placé à 4 mètres en avant de la cheminée d'appel et » aura un tuyau à deux coudes. Cette dernière aura 0m,55 » de côté et descendra jusqu'à la hauteur des entraits de » la charpente.

» Dans les pignons Est et Ouest, deux larges ouvertures » permettant d'aérer, suivant les besoins.

» A chaque extrémité des bâtiments, côté Nord, seront » les cabinets de lieux d'aisances, composés chacun de » trois sièges, dont les cuvettes viendront se déverser » dans un entonnoir mobile en zinc, qui aboutira à une » tinette qui sera enlevée au moyen d'un traîneau dont » l'accès aura lieu au moyen de l'inclinaison donnée au » sol à cet effet, et sera transportée ensuite après avoir » été désinfectée dans un lieu assez éloigné pour éviter » les émanations.

» Le dépôt du linge, ainsi que la buanderie, formeront » un petit pavillon complètement isolé des précédents; il

» sera construit en planches et couvert également en » tuiles. »

Telle est la disposition des bâtiments qui doivent servir à l'isolement collectif, en temps d'épidémie, à l'Hospice général. S'il a été décidé d'élever ces bâtiments, en premier lieu, c'est qu'au moment où la question est venue devant la Commission administrative, une redoutable épidémie de variole sévissait dans les hôpitaux et dans la ville et faisait toucher du doigt, pour ainsi dire, la nécessité et l'urgence de prendre des mesures d'isolement.

Du reste, la construction de bâtiments pour l'isolement individuel n'a pas paru moins indispensable, et il a été décidé qu'aussitôt que le budget le permettrait, deux pavillons établis suivant le système préconisé par Tarnier, seraient élevés à l'Hôtel-Dieu, l'un pour les hommes et l'autre pour les femmes. Chaque pavillon aura un rez-de-chaussée et deux étages, contenant chacun quatre chambres isolées; cette disposition a pour but de ménager la place autant que possible, en raison de la superficie des terrains actuels de l'Hôtel-Dieu qui est insuffisante.

Le système préconisé par Tarnier est trop connu pour qu'il soit nécessaire de donner une description des pavillons projetés; le plan ci-joint, dressé par M. Nau, en donnera une idée suffisamment exacte; on pourrait, d'ailleurs, s'en référer à ce que nous avons dit déjà dans ce rapport (voir plus haut).

Tel est l'ensemble des mesures que l'Administration des hospices, aidée par la généreuse coopération du Conseil municipal, compte prendre, dans le plus bref délai possible, pour préserver ses malades du fléau de la contagion; si incomplètes que soient ces mesures, elles réaliseront cependant un grand progrès, par rapport à l'état de choses actuel; et ce ne sera pas un mince bienfait pour la population nantaise, ni un mince honneur pour notre Administration municipale, si la dangereuse et honteuse promiscuité des maladies contagieuses et des maladies communes disparaît enfin de nos hôpitaux.

Dr LAPEYRE.

Nantes, imprimerie de Mme vve Camille Mellinet, place du Pilori, 5.

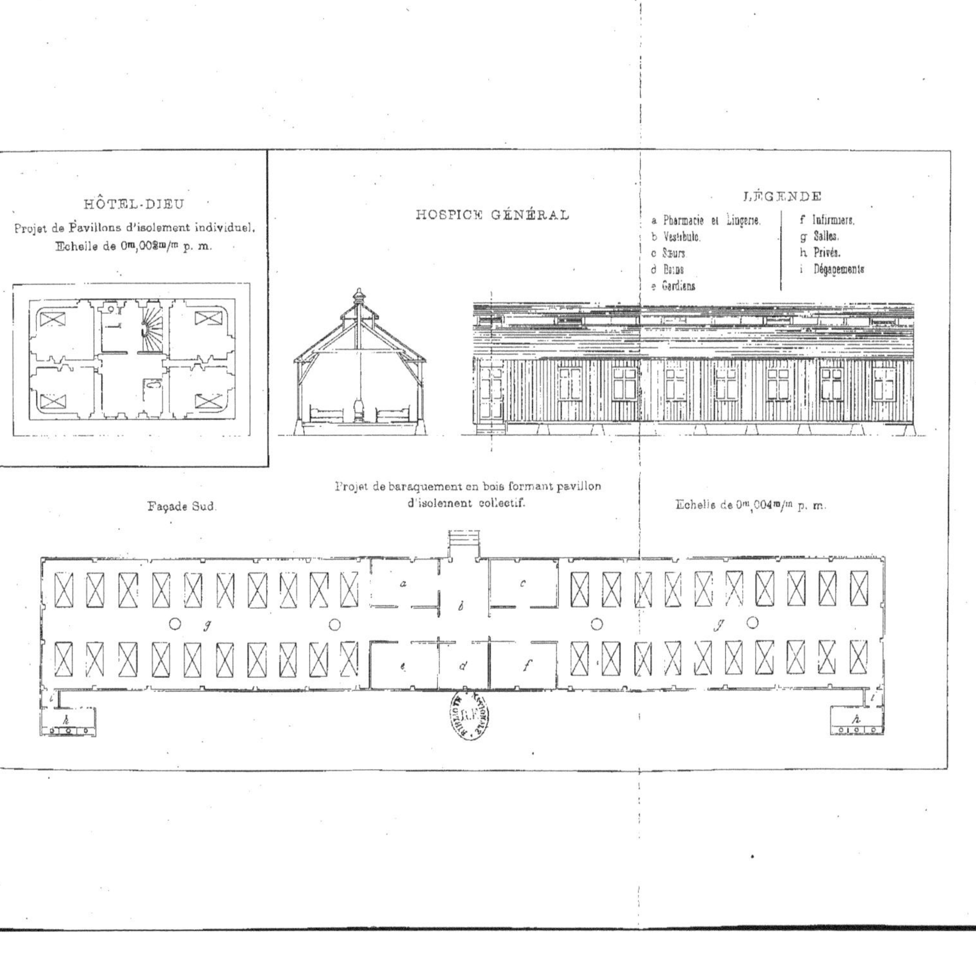

HÔTEL-DIEU
Projet de Pavillons d'isolement individuel.
Echelle de 0m,002m/m p. m.
HOSPICE GÉNÉRAL
LÉGENDE
a Pharmacie et Lingerie.
b Vestibule.
c Sœurs.
d Bains.
e Gardiens.
f Infirmiers.
g Salles.
h Privés.
i Dégagements
Façade Sud.
Projet de baraquement en bois formant pavillon d'isolement collectif.
Echelle de 0m,004m/m p. m.
a
b
c
d
e
f
g
g
h
h
i
i

www.ingramcontent.com/pod-product-compliance
Ingram Content Group UK Ltd.
Pitfield, Milton Keynes, MK11 3LW, UK
UKHW012127240726
13965UKWH00005B/2023